DES

ÉRUPTIONS CUTANÉES

CONSÉCUTIVES

AUX LÉSIONS TRAUMATIQUES

PAR

André PICAUD,

Docteur en médecine de la Faculté de Paris.

PARIS

OCTAVE DOIN, ÉDITEUR

PLACE DE L'ÉCOLE-DE-MÉDECINE

2, rue Antoine-Dubois, 2

1875

DES

ÉRUPTIONS CUTANÉES

CONSÉCUTIVES

AUX LÉSIONS TRAUMATIQUES

PAR

André PICAUD,

Docteur en médecine de la Faculté de Paris.

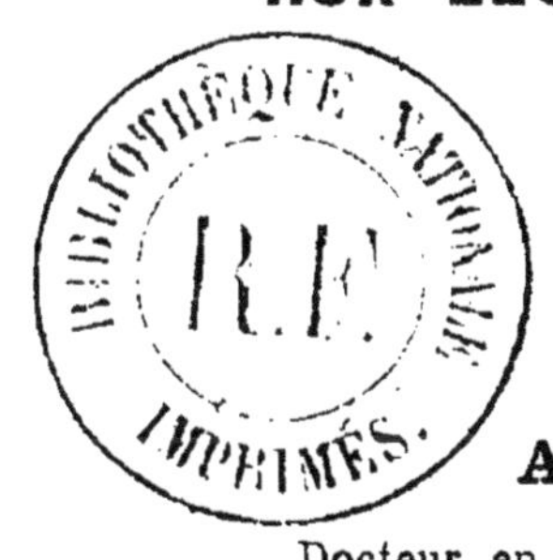

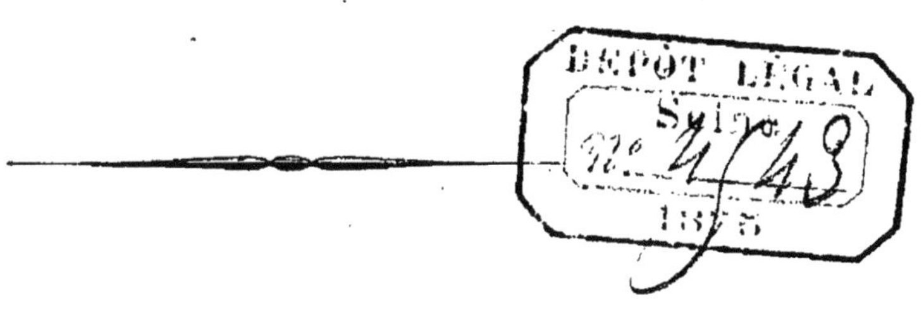

PARIS

OCTAVE DOIN, ÉDITEUR

PLACE DE L'ÉCOLE-DE-MÉDECINE

2, rue Antoine-Dubois, 2

—

1875

ÉRUPTIONS CUTANÉES

CONSÉCUTIVES AUX LÉSIONS TRAUMATIQUES.

INTRODUCTION.

Pendant mon année d'externat, dans le service de mon excellent maître, M. Duplay, j'ai eu l'occasion d'observer quelques éruptions cutanées très-intéressantes, sur lesquelles je me propose d'attirer l'attention dans le cours de ce travail.

Dans un premier chapitre, je ferai mon possible pour prouver l'existence d'éruptions cutanées de différente nature, qu'on peut rattacher aux lésions traumatiques.

Dans un deuxième chapitre, j'essayerai de résumer les symptômes de ces éruptions, et d'indiquer leur valeur au point de vue du pronostic. Mais, avant de commencer, je suis heureux de pouvoir publiquement témoigner ma reconnaissance à mes maîtres dans les hôpitaux, et en particulier à MM. Lasègue et Duplay, pour les excellents conseils qu'ils n'ont cessé de me donner dans le courant de mes études.

Existe-il des éruptions cutanées dont le traumatisme soit la cause efficiente, ou la cause occasionnelle ?

Ces éruptions sont-elles invariablement les mêmes, ou bien revêtent-elles des formes différentes suivant les individus, suivant la nature et le siége des plaies ?

A ces deux questions, je crois que l'on peut répondre sans hésiter par l'affirmative.

Il est vrai de dire, qu'avant la publication du remarquable mémoire de M. Verneuil sur l'herpès traumatique (1), on ne connaissait guère, ou du moins on ne décrivait comme manifestation cutanée des plaies que l'érysipèle.

Mais aujourd'hui, grâce aux travaux du savant professeur, l'herpès traumatique est un fait définitivement acquis à la science.

Le traumatisme est, en effet, ainsi que le dit M. Verneuil, dans le mémoire déjà cité : « Une cause pathogénique générale, provoquant l'herpès comme il provoque l'érysipèle, le tétanos. »

Comparons, pour plus de simplicité, l'herpès et l'érysipèle dans leurs rapports avec les plaies, et nous pourrons nous convaincre de toute la justesse de cette proposition, au moins dans bien des cas. Qu'est-ce que l'érysipèle ? C'est une inflammation des lymphatiques cutanés, qui se montre surtout à la suite de certaines plaies, celles du sein, par exemple, et cela d'autant plus fréquemment que le sujet malade a la peau plus fine et le système lymphatique plus développé.

Mais si le sujet, au lieu d'être lymphatique, et par cela même prédisposé aux lymphangites, est un homme

____

(1) Comptes-rendus et mémoires de la Société de biologie, année 1873.

herpétique, goutteux, etc., n'est-il pas probable, qu'en vertu de ses prédispositions individuelles, il sera atteint, non d'une inflammation des vaisseaux lymphatiques, mais d'une inflammation des rameaux nerveux, d'une névrite dont la conséquence possible sera une éruption vésiculeuse au pourtour de la plaie ou sur le trajet du bout périphérique du nerf.

Tout le monde sait, en effet, surtout depuis les travaux de Weir Mitchell, Hybord, Couyba, Mougeot, Duplay, etc., que les lésions, soit idiopathiques, soit traumatiques, non-seulement des nerfs mais encore du cerveau, de la moelle et des ganglions nerveux, peuvent être le point de départ de troubles trophiques. Or, ces troubles trophiques se manifestent, tantôt par des éruptions vésiculeuses ou bulbeuses, tantôt par des ulcérations.

Les plaies peuvent donc se compliquer d'herpès. C'est souvent une affaire de constitution ; chez les uns, il se fait une névrite, tandis que chez d'autres il se fait une lymphangite.

Les observations suivantes parlent du reste bien mieux que tout ce que je pourrais dire. Les quatre premières observations sont empruntées au mémoire de M. Verneuil ; la cinquième et la sixième ont été publiées par M. Hayem, dans les *Archives de physiologie* de 1873 (mars).

Je dois dire que dans toutes les observations que j'ai empruntées aux différents auteurs, je ne cite textuellement que la partie de ces observations qui a trait à la description de l'éruption.

Observation I (Herpès périphérique).

Fracture de la base du crâne. — Lésions de plusieurs nerfs moteurs. —
Zona de la face.

Le nommé Charles-Alphonse, 19 ans, entre à Lariboisière après avoir reçu un violent choc à la tête (13 octobre 1871). Il offre tous les signes d'une fracture de la base du crâne, intéressant le rocher gauche. T. axillaire du matin, 36o4 ; pouls très-large et lent ; le soir, T. rectale, 39º ; pouls petit 120.

Le lendemain 14, T. 37o4 ; état général aggravé. Paralysie faciale gauche ; paralysie complète du moteur oculaire externe, incomplète du moteur oculaire commun.

Le 15, agitation violente par moments ; intelligence plus nette dans les intervalles ; mêmes symptômes, sauf une hyperesthésie considérable occupant la moitié gauche de la face ; pas de changement de couleur de la peau.

Le 16, amélioration du côté de l'intelligence ; la paralysie du releveur de la paupière droite tend à disparaître. En divers points du tégument de la partie gauche du visage qui, la veille, avait présenté une exaltation de la sensibilité, on voit apparaître une éruption très-évidente d'herpès. Les groupes composés de 8 à 10 vésicules bien isolées les unes des autres, se montrent sur l'aîle du nez, le lobule de la lèvre supérieure, la commissure labiale gauche, la région génale, la lèvre inférieure. L'éruption est exactement limitée au côté gauche, et sur les lèvres s'arrête exactement à la ligne médiane. Les points qui supportent les vésicules sont à peine un peu rouges ; la sensibilité de la peau est toujours exagérée ; la région palpébro-frontale ne présente ni hyperesthésie, ni éruption.

Le 18, le contenu des vésicules se trouble, et le sentiment de cuisson, assez incommode, se calme. L'état général s'améliore lentement.

Le 20, l'hyperesthésie du côté gauche de la face a disparu ; les vésicules d'herpès sont remplacées par de petites croûtes brunâtres. L'incident est évidemment terminé.

« On a pu remarquer, ajoute M. Verneuil, que les symptômes nerveux antérieurs à l'éruption herpétique se rapportaient surtout aux lésions du cerveau et des nerfs moteurs.

La sensibilité tégumentaire n'avait pas été modifiée jusqu'à l'apparition de l'hyperesthésie, prélude de l'éruption, et cette hyperesthésie elle-même n'a pas survécu à la dessiccation des vésicules.

La nutrition des parties molles de la face, les sécrétions cutanées et salivaires n'ont présenté, ni en ce moment, ni plus tard, aucun changement appréciable. Le zona est resté exactement limité aux parties où se montrait la paralysie du facial, épargnant même la région palpébrale, alors que l'orbiculaire avait conservé sa contractilité.

De sorte, qu'en ce cas, on serait tenté de conclure que l'éruption herpétique était plutôt sous l'influence de la lésion évidente du facial nerf moteur, que d'une lésion équivoque du trijumeau.

Tout en faisant cette remarque, je ne veux pas en inférer que le zona n'est point sous la dépendance des nerfs sensitifs, opinion généralement admise et qui s'appuie très-logiquement d'ailleurs sur les rapports si fréquents entre les névralgies et la dermatose en question. Il ne serait d'ailleurs pas malaisé de faire rentrer ce fait dans la loi commune en rappelant que le nerf facial au visage entraîne avec ses fibres motrices une certaine quantité de fibres sensitives, et puis en invoquant une lésion quelconque du ganglion de Gasser. En effet, qui sait si dans les désordres causés à la base du crâne par la fracture, le ganglion susdit n'a pas été contus, déchiré, comprimé par l'épanchement sanguin. »

OBSERVATION II (Herpès de voisinage).

Un jeune apprenti papetier, amputé pour une tumeur fibreuse de la gaîne des tendons fléchisseurs, guérit complètement. Sept à huit mois après l'opération, la cicatrice devient le siége de douleurs très-vives, s'exagérant par le contact et aussi par la moindre exposition au froid. Le malade n'osait se laver les mains.

Il attribuait l'accident à une immersion prolongée de la main dans l'eau froide.

Hyperesthésie considérable, douleur s'irradiant très-haut sur le bras. Aucune lésion dans le moignon ; lambeaux souples et sains.

Malgré des onctions locales avec l'extrait de belladone, un pansement ouaté et l'immobilisation du bras, le soulagement fut presque nul.

Deux jours après, léger malaise attribué à un embarras gastrique et traité par un éméto-cathartique.

Quarante-huit heures après le début du malaise, éruption d'herpès labial ; en même temps, les douleurs de la main disparaissent presque complètement.

Le pansement qui datait de cinq jours est défait, et on trouve cinq ou six vésicules d'herpès, sur le sommet des lambeaux, encore un peu sensible au toucher.

Trois ou quatre jours après, malaise, névralgie, éruption, tout avait disparu.

OBSERVATION III (Herpès de voisinage).

Tumeur blanche du genou. — Amputation de la cuisse. — Accidents nerveux divers. — Eruption herpétique du moignon.

P. Victor, 33 ans, peintre en bâtiments, petit, chétif, impressionnable, non scrofuleux, est amputé de la cuisse le 1er avril 1870 pour une ostéo-arthrite du genou droit. Une ligature temporaire est posée sur le paquet vasculo-nerveux. En isolant l'artère pour le lier définitivement, on reconnaît que la première ligature a serré le nerf saphène interne. On dégage ce nerf sans prendre soin de le réséquer. Pansement ouaté, T. 38o, avant l'opération ; le soir, T. 37o ; jusqu'au 4 avril, T. 38.

Le 4 avril, T. 39,1 ; malaise général ; on lève le pansement ; la plaie est en partie réunie, mais le moignon est enflammé et douloureux à la pression. Dans l'après-midi, augmentation du malaise ; le moignon est le siége de douleurs vives, lancinantes, passagères et suivies d'une transpiration abondante. T. 39o6. Opium 0 gr. 10.

Le 5. état général meilleur ; plaie de bon aspect. T. 38o. Sulfate quinine.

Le 6, à une heure après midi, éclate subitement une série d'accidents nerveux violents dans les membres, puis dans le moignon qui se soulève involontairement ; douleurs lancinantes dans la plaie.

Tout rentre dans l'ordre au bout de trois quarts d'heure ; sueur profuse dans la nuit ; ni hémorrhagie, ni frisson. T. du soir 39o5. Sulfate quinine.

Le lendemain, bien-être complet.

Tout va bien jusque dans les premiers jours de mai ; les spasmes douloureux du moignon, qui reviennent tous les deux jours, cèdent au sulfate de quinine.

9 juin, l'opéré part pour Vincennes, ne conservant qu'une très-grande sensibilité au moignon.

Il revient à l'hôpital le 30 juin.

20 juillet. Apparition dans l'aisselle, du côté amputé, de plusieurs abcès tubériformes ; érythème très-voisin de l'eczéma ; démangeaisons vives.

En même temps, sur la surface du moignon, au voisinage de la cicatrice, éruption de vésicules d'herpès réunies en groupe de 1 à 2 centimètres de diamètre, avec prurit intense.

A plusieurs reprises et presque régulièrement, de huit jours en huit jours, l'aisselle et les régions voisines d'une part, le moignon de l'autre, sont le siége de nouvelles poussées, de sorte qu'au bout d'un certain temps, presque toute la surface du moignon est couverte de croûtes, d'écailles épidermiques ou de vésicules.

Je prescris bains d'amidon, cataplasme de fécule, arséniate de soude. La guérison n'est complète qu'au milieu d'octobre.

La santé générale avait été peu éprouvée durant ces trois mois.

OBSERVATION IV.

Extirpation d'une tumeur de la région sous-maxillaire gauche. — Herpès fébrile de la face. — Récidive. — Nouvelle opération. — Nouvelle éruption avec érysipèle.

Mme L..., souffrant depuis vingt ans de névralgies intenses de la face, porte une tumeur de la région sous-maxillaire. Au début on arrache plusieurs dents saines, dans l'espérance de guérir la névralgie. Cette névralgie, sans siége précis, après une durée de quatre annnées, cesse pendant huit ans pour reparaître à la suite d'une émotion sous forme de point de côté à droite, bientôt suivi d'un zona qui est très-douloureux pendant trois mois. En 1866, nouvelle névralgie faciale qui disparaît et se reproduit plusieurs fois jusqu'en 1872.

On opère la tumeur le 11 novembre 1872. Malgré la grande étendue de la plaie, la fièvre traumatique est à peine marquée; la réparation marchait bon train, lorsque le quatorzième jour, quelques bourgeons se tuméfient çà et là, et deviennent sensible au contact même de la plus légère pièce de pansement.

Tout disparaît le quinzième jour, mais il y a dans la nuit de nouvelles douleurs qui cessent le matin. Mêmes phénomènes la nuit du seizième jour.

On donne du sulfate de quinine pendant deux jours, les douleurs disparaissent et sont remplacées par de la gastralgie.

Le vingtième jour, malaise, inappétence, langue saburrale, diarrhée; la plaie qui, le matin, à bon aspect, devient dans la soirée le siége d'une rougeur diffuse occupant son bord supérieur et s'étendant à la joue; il y a une hyperesthésie de la peau correspondante. Quelques bourgeons charnus sont tuméfiés et congestionnés, d'autres recouverts d'un enduit blanchâtre.

Le lendemain, aggravation de l'état local, tuméfaction notable de la joue qui est d'un rouge violacé intense ; sentiment de brûlure. On redoute un érysipèle, quoiqu'il n'y ait ni bord saillant établissant une limitation précise de la rougeur, ni fièvre, ni frisson.

Lésions des plus variées de la surface bourgeonnante : 1_o ulcérations régulières, taillées à pic, comme à l'emporte pièce, ayant jusqu'à 2 millimètres de profondeur ; 2o bourgeons trèshyperémiés, triples de volume, et faisant saillie au-dessus de leurs voisins ; 3o ecchymoses dans l'épaisseur même de la membrane granuleuse ; 4_o çà et là, plaques plus ou moins larges, blanches, adhérentes, formées par une exsudation épaisse de près d'un millimètre d'épaisseur. Entre ces points si diversement altérés, on trouve des espaces assez étendus, où la membrane granuleuse a conservé sa teinte normale; de plus, toute la circonférence de la plaie de côté du cou garde son apparence naturelle des jours passés.

Le lendemain, même état, moins la congestion de la face; l'aile du nez conserve seule une teinte rosée sur laquelle tranchent plusieurs points rouges qui semblent des pustules d'acné à leur début. A peine un peu de malaise.

Le surlendemain matin, on constate à gauche, sur l'aile du nez, la commissure labiale et au milieu de la lèvre supérieure du même côté, trois groupes d'herpès des mieux caractérisés. Dès lors tout va bien et la malade est guérie à la fin de décembre.

Des douleurs névralgiques se reproduisent et gagnent la région opérée atteinte de récidive. Une nouvelle opération est faite le 2 mars 1873.

Dysphagie et douleurs vives de la plaie le premier jour. Une fièvre traumatique assez intense se déclare, sous l'influence probable de l'inflammation périphérique qui est vive. Sulfate de quinine du troisième au septième jour. Dysphagie gênant l'alimentation ; deux points peu étendus sont le siége d'une grande sensibilité.

Le huitième jour, la plaie a bon aspect, l'appétit renaît.

Tout allait bien, lorsque le 19 mars, à la suite d'une exposition au froid, Mme L. est prise d'un malaise subit et d'un frisson qui dure une heure. Fièvre toute la nuit.

Le lendemain matin, Mme L.... se lève ; aussitôt nouveau frisson de une demi-heure. A midi, fièvre. P. 108, chaleur, soif, inappétence, courbature, langue chargée. Tuméfaction notable et rougeur du bord supérieur de la plaie s'étendant au menton et à une grande partie de la joue.

Du côté du cou la circonférence de la plaie est normale, la rougeur du bord supérieur de la plaie s'étendant au menton et à une grande partie de la joue.

Du côté du cou la circonférence de la plaie est normale, la rougeur n'est pas limitée par un bourrelet. La surface granuleuse offre les mêmes altérations que celles qui ont accompagné la première éruption.

Le 22, la rougeur a franchi la ligne médiane. Etat général grave, fièvre ; il y a un bourrelet, c'est un érysipèle.

Tout près du bord de la plaie, au niveau du trou mentonnier, sur la surface tuméfiée, on voit deux groupes de vésicules disposées comme celles de l'herpès et remplies de sérosité citrine.

Le 23, pendant que l'érysipèle se propage du côté droit, on constate, en plusieurs points de la joue gauche (aile du nez, commissure labiale et menton), des groupes de vésicules qui donnent à l'érysipèle l'aspect de la variété dite phlycténoïde.

Le 24, la rougeur diminue, les vésicules s'affaissent, et on constate sur la lèvre supérieure gauche, qui n'ayant pas été atteinte par l'érysipèle conserve sa coloration normale, deux magnifiques groupes d'herpès tout à fait caractéristiques.

Fièvre et érysipèle disparaissent, la plaie reprend bon aspect, et après le 28 la rougeur ayant disparu, on reconnaître aisément la disposition des groupes herpétiques, accusée par la persistance de petites croûtes brûnatres et adhérentes. L'hyperesthésie a disparu.

OBSERVATION V.

Il s'agit d'un homme de 50 ans, d'une bonne santé habituelle qui, poussé dans un carreau, le 7 septembre 1871, se fait à l'avant-bras une plaie très-nette. Malgré une perte du sentiment et du mouvement dans le pouce, l'index et le médius, la cicatrisation se fit rapidement. Au commencement de novembre, les doigts étaient moins paralysés, mais il survient à la face dorsale du médius, entre les deux dernières phalanges, une petite phlyctène, qui, en se rompant, donna issue à un liquide sanguinolent.

Huit jours après il se produit une lésion semblable à la face palmaire de l'extrémité de l'index.

18 novembre. Ces deux phlyctènes ont fait place à deux ulcérations petites et rouges.

25. L'ulcération du médius s'est étendue et se confond avec d'autres petites ulcérations dues à la rupture de phlyctènes semblables.

21 décembre. On remarque deux nouvelles lésions au médius : 1° à la face dorsale une nouvelle phlyctène un peu au-dessous de la première ; 2° à la face palmaire, un épanchement sanguin sous-épidermique, tout à fait à l'extrémité de la pulpe du doigt sous l'ongle.

29. Les doigts ne présentent plus que des cicatrices.

26 janvier. Il s'est formé de nouvelles phlyctènes : 1° à la face dorsale du médius, au niveau de la plus ancienne; 2° à la face palmaire de l'index. Cette dernière n'est pas encore ulcérée, tandis que celle de la face dorsale du médius s'est convertie en ulcérations, sous l'influence d'un traitement par l'enveloppement, le massage et l'électrisation. L'ulcération du médius se guérit dans le mois de février, et la phlyctène de l'index, qui s'était d'abord un peu étendue, s'est desséchée sans s'ulcérer.

Le traitement est continué, et les lésions ne se reproduisent plus.

OBSERVATION VI.

Le nommé Cuif, charpentier, âgé de 24 ans, d'une bonne constitution, a la main écrasée le 27 août 1870.

M. Trélat lui ampute les doigts. Deux mois après, une nouvelle opération est jugée nécessaire, et M. Broca lui ampute l'avant-bras. Le malade, complètement rétabli le 18 mars 1871, sort de l'hôpital. Quelques mois après il se forme un petit abcès au moignon qui guérit.

Au mois de septembre 1872, contusion de l'épaule. Depuis ce moment, la douleur de l'épaule persiste sans se propager au moignon qui devient le siége d'une crevasse et d'une fistule. Elancements dans le trajet du cubital.

18 octobre. L'extrémité du moignon, demeurée froide depuis l'opération, est rouge, livide ; elle est le [siége d'une hyperesthésie, mais seulement pour les contacts assez forts.

En même temps on observe sur le moignon une éruption spéciale, apparue pour la première fois il y a un mois, et qui est bien limitée à la peau qui recouvre l'extrémité osseuse.

Cette éruption est constituée par des vésicules présentant une certaine ressemblance avec celles de la variole. Elles sont en effet ombiliquées à leur centre, et reposent sur un fonds violacé. Quelques-unes sont desséchées à leur partie centrale, et on y aperçoit de petites croûtes qui sont la conséquence d'un léger écoulement séro-sanguin.

Lorsqu'on pratique la palpation du moignon, on détermine dans ses muscles de petites contractions.

26. Peau toujours violacée jusqu'au coude; hyperesthésie augmentée. Toutes ces petites vésicules ont des croûtes sanguines à leur centre. Contracture permanente ayant amené l'immobilité du bras; les mouvements déterminent des élancements douloureux remontant le long du bras, suivant le trajet des nerfs du plexus brachial.

21 novembre. L'éruption a diminué; on ne compte plus qu'une dizaine de vésicules, dont la teinte tend à se confondre avec celle de la peau; les croûtes qui les recouvraient ont disparu. L'avant-bras se redresse plus facilement ; les contractions ne se montrent guère que la nuit.

11 Décembre. Gonflement notable de l'avant-bras depuis trois jours; la peau brûlante de cette partie est tout entière couverte des mêmes vésicules précédemment observées. Quelques-unes de ces taches exanthématiques se rejoignent et ne laissent entre elles que peu d'intervalles de peau saine. Il y a de la fièvre. Pouls à 104. Anorexie.

10. Il n'y a plus de gonflement et le moignon a repris son volume normal. Les nombreuses vésicules, qui présentaient une

teinte rouge foncé, disparaissent également et offrent une teinte violacée.

A ces six observations on pourrait en joindre bien d'autres; plusieurs cas semblables sont cités dans l'ouvrage de S. Weir Mitchell (Trad. par Dastre 1874), ainsi que dans les thèses de Mougeot, Couyba, Hybord, Raynaud. Charcot en cite aussi un cas dans le *Journal de Physiologie*, p. 109 (année 1859).

De tous ces faits, on peut donc conclure qu'il y a des éruptions vésiculeuses, bulleuses et même pustuleuses, qui sont consécutives au traumatisme et qui peuvent, dans certains cas, se montrer indépendamment de toute prédisposition.

Vouloir les nier, ce serait nier la possibilité des dégénérescences nerveuses, des névrites ou des névralgies consécutives aux piqûres, aux coupures, aux contusions, etc.

Dans toutes ces observations nous trouvons, en effet, de remarquables rapports entre le siége des éruptions et les fibres nerveuses intéressées.

Notre première observation surtout est bien concluante et montre bien que l'éruption est sous la dépendance des lésions nerveuses dues au traumatisme.

L'éruption est exactement limitée au côté gauche de la face qui est paralysé, et chose remarquable, sur les lèvres, cette éruption s'arrête exactement sur la ligne médiane, tandis que le côté droit dont les nerfs sensitifs ou sensitivo-moteurs sont intacts, n'offre rien de semblable.

Il en est de même de l'observation V, et dans les deux cas, c'est à la périphérie du nerf lésé que se fait l'éruption. C'est à cette forme d'herpès qu'on doit évidemment rapporter à une affection nerveuse descendante, que M. Verneuil donne le nom d'herpès périphérique.

Les 4 autres observations, c'est-à-dire les observations 2, 3, 4 et 6, où sont rapportées des éruptions au voisinage de la plaie ou du moignon, doivent être interprêtées de la même façon.

Ce sont toujours des éruptions sous la dépendance de l'état pathologique des rameaux nerveux, puisque les symptômes qui les précèdent, les accompagnent ou les suivent, sont les mêmes ou à peu près que ceux dont il est fait mention dans les observations I et V.

Seulement, dans les cas dont nous parlons, la névrite ou la névralgie, au lieu d'être descendante, est collatérale ou ascendante.

L'observation VI est surtout probante; on voit en effet à une première éruption localisée sur le moignon, succéder une deuxième éruption qui, après avoir été précédée des mêmes prodromes que la première, mais plus étendus, envahit tout l'avant-bras.

Ces éruptions, qui se montrent au voisinage des plaies, se produisent donc sous l'influence des mêmes causes que celles qui se montrent à la périphérie des nerfs blessés ou enflammés, et c'est pour cette raison que M. Verneuil leur a donné, par opposition, le nom d'éruptions d'herpès de voisinage. Les phlyctènes, si fréquentes dans certaines fractures, relèvent très-probablement de la même cause.

Deux des six observations qui précèdent sont encore intéressantes à un autre point de vue.

Dans la deuxième observation nous trouvons, ainsi

que dans la quatrième, des groupes de vésicules d'herpès, dans un point du tégument qui n'est relié directement par aucun nerf à la partie lésée.

Dans la deuxième observation, en effet, nous voyons,
en même temps qu'une éruption à la main, une éruption aux lèvres ; et dans la quatrième observation,
une éruption consécutive à la première opération, se
montrant dans des parties de la face sans rapports nerveux avec la partie malade. Comment s'expliquer la
pathogénie de ces deux éruptions ?

Il est impossible d'admettre qu'elles soient le résultat
d'une inflammation propagée de la partie blessée à la
partie qu'occupe l'éruption. Tout au plus pourrait-on
admettre des troubles nerveux sympathiques ayant
amené une névralgie.

Ne serait-il pas naturel de conclure que ces éruptions
à distance, comme les appelle M. Verneuil, ne sont
survenues que par une coïncidence fortuite en même
temps que le traumatisme ? Cela nous paraît peu probable. Et d'abord on peut se demander pourquoi l'herpès ne viendrait pas quelquefois à la suite de la fièvre
traumatique comme il se montre à la suite d'une fièvre
éphémère.

Du reste, même sans la fièvre traumatique, ne peut-on
se rendre compte de la production de ces vésicules
d'herpès soit par une action réflexe, soit par une altération du sang, ou bien encore par une action réflexe
chez un individu prédisposé. C'est cette dernière façon
d'envisager la question qui me paraît la plus naturelle
et qui est, je crois, la plus conforme aux faits que nous
allons citer tout à l'heure.

Le traumatisme est dans ces cas une cause simplement déterminante, qui vient réveiller une diathèse assoupie.

Tel est le cas si intéressant de Mme L..., dont il est parlé dans l'observation IVe.

Cette dame est évidemment prédisposée, puisqu'elle a eu un zona thoracique et de nombreuses névralgies. On lui fait deux opérations, et après chaque opération, on voit apparaître au milieu du même cortége symptomatique une éruption vésiculeuse. Dans le premier cas c'est un herpès à distance; dans le deuxième c'est un herpès de voisinage.

Evidemment les deux herpès ont été occasionnés par l'opération; il n'y a que le mode pathogénique qui diffère, et du moment où la première éruption ne peut pas être rapportée à une altération nerveuse directe, on est bien forcé de l'expliquer par une action réflexe ou une altération sanguine. Tel est encore le cas du malade dont nous avons parlé dans la deuxième observation.

Du reste, il n'est pas rare, ainsi qu'on le verra en lisant les observations qui vont suivre, de rencontrer à la suite d'une plaie, une seule éruption de vésicules dans une partie très-éloignée du siége de la plaie sans qu'il y ait en même temps de vésicules d'herpès, soit au voisinage de la plaie, soit à la périphérie des nerfs de la région. Doit-on dire pour cela que les manifestations cutanées à distance, du moment où elles ne sont pas accompagnées par un herpès périphérique ou de voisinage, ne sont pas dues au traumatisme? Non, sans doute, car ces herpès à distance s'annoncent absolument par les mêmes symptômes généraux et par les mêmes modifications de la membrane granuleuse que les deux autres variétés d'éruptions traumatiques.

Et cela est si vrai que chez le malade qui fait le sujet de l'observation IX, M. Verneuil a pu diagnostiquer l'éruption avant qu'elle se fût montrée, rien que par l'aspect de la plaie. Voici du reste plusieurs cas non douteux de cette variété d'herpès traumatique, dite à distance.

OBSERVATION (personnelle).

Morelle (Eugénie), âgée de 20 ans, couturière, entre le 14 septembre 1874 à l'hôpital Saint-Antoine, salle Sainte-Marthe, lit n° 20, service de M. Duplay.

Cette malade est hystérique et sujette aux migraines. Elle a sur le tibia droit une tumeur développée à la suite d'une chute sur les pieds. Il y a une fistule ; on fait une contre-ouverture et on passe un drain.

10 Mars. On fait 2 incisions. Par l'une de ces incisions on peut sentir un périoste complètement couvert de fongosités.

On applique au niveau de cette ouverture deux petites couronnes de trépan ; il ne s'écoule que quelques gouttes de sang.

Le 12. Un peu d'élévation de la température ; langue chargée, pas d'appétit. On prescrit un vomitif.

Le 13. Mieux. Température toujours un peu élevée.

Le 18. Plus de fièvre ; bon appétit ; les ouvertures ont bon aspect.

Le 21. Douleur brusque au niveau de la hanche gauche. Le siége principal de la douleur est dans l'aine d'où elle s'irradie dans la fesse et dans le genou. Les mouvements sont douloureux, il y a de la fièvre.

Le 23. Vers le soir, apparition de petites vésicules transparentes sous forme de groupes au niveau du genou et de la face antérieure de la cuisse. Peu à peu de nouveaux groupes de vésicules se développent dans la région poplitée et sur toute la face interne de la cuisse.

La fièvre peu forte disparaît, mais la douleur persiste ; l'aspect de la plaie est toujours bon.

Le 27. Les douleurs ont augmenté d'intensité ; elles occupent toute la partie antéro-interne de la cuisse et de la jambe. Ces

douleurs sont comparées par la malade à des piqûres d'orties.
Les vésicules contiennent toujours un liquide transparent; elles
sont très-serrées les unes contre les autres et forment toujours
des groupes isolés, reposant sur un fond rougeâtre. Elles commencent sous la forme de petites papules acuminées. Appétit
diminué, soif forte, mais pas de fièvre.

6 Avril. Les vésicules sont affaissées, et remplacées par des
croûtes jaunâtres ; les douleurs persistent quoique moins fortes,
et ne tardent pas à disparaître.

Observation VIII (Herpès à distance).

Extirpation de la mamelle. — Herpès labial et thoracique. — Aspect diphthéroïde de la plaie. (Empruntée au Mémoire de M. Verneuil.)

Il s'agit d'une robuste campagnarde à laquelle M. Verneuil enlève, le 29 novembre 1873, la totalité de la mamelle droite atteinte de squirrhe.

Les suites de l'opération sont fort simples, la fièvre traumatique commencée le soir même reste fort modérée, le thermo-
mètre n'atteint pas 39°. On constate cependant autour de la
plaie plusieurs grandes vésicules remplies d'abord de sérosité,
puis d'un liquide séro-purulent. Tout allait à merveille, lorsque
le 11 décembre l'opérée accuse du malaise. La peau est chaude
et la température s'élève, pendant que la plaie change brusquemment d'aspect. En certains points elle est recouverte d'une
exsudation blanchâtre disposée en flots irréguliers, dont les dimensions varient entre quelques millimètres et plusieurs centimètres. La coloration blanche réside dans l'épaisseur même de
la couche granuleuse, et bien que les points altérés soient légèrement proéminents, on ne pouvait point à leur niveau détacher
de véritable fausse-membrane. Ailleurs la couche granuleuse
semble au contraire avoir subi une perte de substance ; elle est
comme érodée et creusée d'ulcérations dont la profondeur n'excède pas 1 millimètre. Ailleurs encore c'est un autre aspect; plusieurs bourgeons charnus paraissent, çà et là, tuméfiés, bour-
souflés ; quelques-uns sont d'un rouge livide, ce qui est dû soit
à une congestion de leurs capillaires, soit à une infiltration sanguine, à une ecchymose dans leur épaisseur même.

Toute la plaie n'est pas ainsi dénaturée ; les lésions précitées
n'occupent que certains points ; les autres gardent la teinte normale, un peu trop intense toutefois.

Les points malades de la membrane granuleuse sont sensibles

au contact même les plus légers, et toute la plaie est cuisante ;
le pus est mélangé çà et là d'un peu de sang.

Les causes de ce changement restent inconnues ; le pansement
a été fait la veille comme de coutume ; il n'y a eu aucun écart de
régime. On doit seulement noter l'absence de selles depuis
2 jours. En examinant le facies qui est légèrement altéré, je découvre l'origine des phénomènes : à un travers de doigt de la
commissure labiale gauche et sur la paupière supérieure du
même côté, je découvre 2 groupes d'herpès comptant chacun de
6 à 8 vésicules ; l'éruption a paru dans les premières heures du
jour précédée de démangeaisons et de cuisson qui persistaient
encore.

Rassuré par cette constatation sur la nature des lésions locales,
je continue le pansement et prescris un purgatif. La fièvre tombe
le lendemain et le surlendemain la plaie reprend une belle couleur. Je fus du même coup éclairé sur la nature de cette éruption
vésiculeuse qui, dès les premiers jours, s'était montrée à la périphérie de la plaie, et que faute de meilleure interprétation j'avais
attribuée à l'eau phéniquée.

Les vésicules d'abord remplies de sérosité s'étaient ensuite
métamorphosées en pustules sans induration inflammatoire
périphérique, puis l'épiderme s'étant perforé, une exulcération
très-superficielle avait apparu avec décollement assez étendu de
l'épiderme à la circonférence ; en un mot nous avions sous les
yeux les aphtes cutanés de grande dimension tout à fait compa-
rables à l'herpès.

L'absence d'épiderme à la surface de la plaie impliquait l'absence de formation vésiculaire, mais les lésions des bourgeons
charnus disséminés par groupes épars sur la vaste étendue de
la membrane granuleuse rappelaient évidemment la disposition
des auras herpétiques. Pour la première fois je fus frappé de la
ressemblance de ces lésions locales avec celles qui ont été dé-
crites par Robert sous le nom de diphthérite des plaies.

Cette fois encore aucun antécédent de diathèse rhumatismale
ou herpétique.

Dans son mémoire sur les *névralgies traumatiques pré-
coces* (*Arch. de Méd.* décembre 1874, p. 717). M. Verneuil dit : « j'ai reçu depuis des nouvelles de cette
femme, sa plaie mammaire est restée guérie, mais huit
mois environ après la cicatrisation complète, elle a été

prise d'une violente attaque de rhumatisme articulaire aiguë généralisé, qui l'a tenue plusieurs semaines alitée.

Observation IX (due à l'obligeance de mon ami F. Martinet, interne des hôpitaux).

Robichon (Florence) entre salle Saint-Augustin n° 2, le 6 mars 1875. Service de M. le professeur Verneuil.

Cette malade présente un énorme cancer du sein ulcéré. Les ganglions de l'aisselle sont engorgés, mais la tumeur reste mobile sur les parties profondes.

On pratique l'opération plutôt dans l'espoir de la débarrasser pour un temps plus ou moins long de son infirmité que dans celui de la guérir définitivement.

Tout allait à merveille, la malade n'avait point de fièvre, quand au neuvième jour elle est prise subitement d'un accès fébrile.

Pendant que la température monte brusquemment à 39°7, la plaie présente par places quelques taches ecchymotiques et devient douloureuse.

M. Verneuil nous annonce pour le lendemain une éruption herpétique.

La malade y est du reste sujette.

Le lendemain en effet apparaissait un superbe groupe de vésicules d'herpès sur la lèvre inférieure.

La température de la plaie est retombée à 37°. Au pourtour de la plaie sont apparues quelques taches rouges ; mais elles n'ont pas abouti à la vésicule caractéristique.

Le surlendemain tous les phénomènes fébriles avaient disparu.

Observation X.

Cette observation, due à l'extrême obligeance de M. le professeur Verneuil, est une nouvelle preuve de la possibilité de faire le diagnostic de l'herpès avant même l'apparition des vésicules. — Cette opération avait été perdue, c'est la raison qui nous a empêché de la commenter. Nous ne la retrouvons qu'au moment de mettre sous presse.

M. Verneuil est appelé en consultation auprès d'un jeune homme, exerçant une profession libérale et fortement névropathique, pour un cancer du sein, affection assez rare chez l'homme ; les ganglions de l'aisselle sont pris.

M. Verneuil pratique l'ablation du sein et fait une large plaie ;

il enlève aussi les ganglions axillaires. Aucun accident ne survient. Les plaies sont pulvérisées et pansées à plat.

Tout va bien, pas de fièvre, et le pronostic porté est bon ; le malade se lève pendant trois ou quatre heures.

Le dimanche, le malade est pris de malaise. Le médecin ordinaire est appelé, il ne voit rien de particulier. Les plaies ont bon aspect.

Le lundi, le malade se sent plus faible et moins bien que la veille. Le médecin constate un léger gonflement de la plaie axillaire ; l'autre plaie est superbe.

Le mercredi, frisson d'une demi-heure, gonflement de la plaie axillaire ; les bords ont acquis une épaisseur triple ; le malade a des vomissements répétés, une fièvre intense ; le pouls bat à 120, la température n'est pas prise. La plaie à l'instant s'élève, se boursoufle ; les bourgeons sont violacés, tuméfiés, œdémateux, c'est une véritable apoplexie des bourgeons charnus. Le médecin craint une infection purulente.

Le jeudi, M. Verneuil est mandé, il voit le malade trente-six heures après le début de ces accidents. Mis au courant des phénomènes qui se sont succédés depuis sa première visite, M. Verneuil diagnostique une poussée d'herpès dont les phénomènes précédents ne sont que les symptômes précurseurs. Il n'y a en effet que trois affections, la lymphangite, l'érysipèle et l'herpès traumatiques, qui donnent subitement aux plaies, avec des symptômes généraux intenses, cet aspect particulier auquel on a donné le nom d'*aspect diphthéroïde* des plaies.

Le lendemain, vendredi, le malade présente une magnifique couronne d'herpès traumatique labialis. La fièvre est complètement tombée, la plaie a repris un meilleur aspect, l'état général est bon.

Dans ces trois observations, nous voyons l'éruption herpétique succéder indubitablement au traumatisme. Les troubles généraux et locaux qui ont précédé ces éruptions ressemblent tellement aux mêmes phénomènes des herpès périphérique et de voisinage, qu'on peut avec M. Verneuil admettre un herpès à distance et traumatique.

Du reste, n'aurions-nous pour nous guider l'analogie

de symptômes qui existe entre les différentes variétés d'éruptions vésiculeuses que nous pourrions encore admettre l'herpès à distance en le comparant aux diverses éruptions qui se montrent dans de semblables conditions.

L'analogie n'est-elle pas complète au point de vue pathogénique entre les éruptions herpétiques dont nous parlons et les éruptions d'urticaires si communes à la suite du traumatisme chez les individus prédisposés? Or si on ne nie pas les éruptions d'urticaire par action réflexe à la suite d'un traumatisme, pourquoi nier l'herpès se produisant dans les mêmes conditions.

Il y a encore d'autres éruptions qüi se produisent de la même manière. M. Verneuil cite dans son mémoire dont nous avons parlé, un fait bien curieux et qui vient à l'appui de ce que nous avançons.

Il raconte qu'un malade non syphilitique ayant été opéré d'une cataracte, eut trois jours après le corps couvert d'une éruption ressemblant à de la roséole. Cette éruption n'était pas la première ; le malade en avait eu d'autres dans le courant de son existence. La première s'était montrée après une contusion, et la deuxième avait suivi un mouvement de colère.

Voilà un cas qui relève d'un action réflexe, puisque chez ce malade, prédisposé il est vrai, une contusion, la colère et une opération de cataracte ont pu donner naissance à la même éruption.

On sait la fréquence de l'urticaire après les traumatismes, et je connais un jeune homme très-bien portant, chez lequel un traumatisme même léger tel qu'une égratignure ou un frottement avec le doigt provoquent im-

médiatement l'apparition de plaques ortiées. Ces curieu-
seséruptions s'observent principalement sur le tronc.

Mon ami le docteur Feytaud cite, dans sa thèse, 14 cas
d'urticaire survenus à la suite de ponctions ou de rup-
tures de kystes hydatiques du foie.

D'après lui l'épanchement du liquide kystique dans la
cavité péritonéale serait la cause de l'exanthème.

Nous admettons complètement le résultat des re-
cherches fines et minutieuses de notre ami, mais nous
croyons que l'épanchement du liquide kystique n'est pas
le seul côté de la question ; l'existence d'un traumatisme
tel qu'une ponction ou la rupture de la poche ne saurait-
être complètement passée sous silence : Ce sont des influences pathogéniques qu'on ne saurait nier. Nous
rapportons ici l'une des observations contenues dans
cette thèse et on pourra voir que le traumatisme peut
bien aussi avoir une influence pathogénique.

OBSERVATION XI. (Th. de Feytaud, p. 16.)

Une femme de 43 ans, entre le 8 juillet 1871, dans le service
de M. Axenfeld, hôpital Beaujon, salle Saint-Paule, numéro 14.
M. Axenfeld diagnostique un kyste hydatique du foie, le 11 juillet, on retire à l'aide d'une ponction aspiratoire 480 grammes
d'un liquide limpide.

... « Une heure environ après la ponction, dit M. Dieulafoy,
ia malade éprouve quelques douleurs dans le ventre et dans
l'épaule droite avec nausées et dévoiement. Le soir, vers 5 heures, les accidents douloureux s'amendèrent, et quelques démangeaisons parurent en différents points du corps.

« Le lendemain matin nous assistions au développement d'une
urticaire avec fièvre qui envahit successivement les cuisses, le
ventre, la poitrine et les bras ; le dévoiement persistant chez
cette femme l'urticaire persista trois jours, disparaissant et en-
vahissant à diverses reprises toutes les régions du corps, avec
exacerbation fébrile, et le soir, tuméfaction de la face du côté
gauche comme dans une fluxion dentaire, dysphagie considérable

et des plus douloureuses, à ce point que le malade, pendant douze heures ne put avaler une seule gorgée de liquide, le voile du palais et la partie postéro-supérieur du pharynx étaient secs et d'une rougeur intense. Dès le troisième jour, ces accidents disparaissent. » A partir du 7 août, M. Dieulafoy fit de nouvelles ponctions sans observer d'urticaire.

A côté des éruptions cutanées que nous venons d'examiner et qui sont dues à des lésions traumatiques du système nerveux, il faut en signaler d'autres qui ont beaucoup d'analogie avec les éruptions dites pyohémiques. Comme ces dernières, avec lesquelles elles ont été confondues, elles ont pour cause une altération du sang.

Je ne m'occuperai pas de l'étude des éruptions de l'infection purulente bien connues depuis les travaux de Verneuil, Braidwood, Raynaud et autres.

Je me bornerai à rappeler ce qui est strictement nécessaire pour bien établir, que si les éruptions que je veux m'efforcer de décrire, ont des rapports nombreux avec celles de la dernière période de l'infection purulente, elles en diffèrent assez à certains points de vue pour qu'il soit difficile de les confondre.

Il est inutile de chercher des caractères différentiels dans la forme de l'éruption. Ces caractères sont les mêmes ou peuvent être les mêmes dans la grande majorité des cas.

Seuls, les phénômènes qui précèdent et qui accompagnent ces différentes éruptions nous fourniront les éléments du diagnostic,

Quels sont les prodromes des éruptions pyohémiques? Je ne saurais mieux faire que de laisser la parole à Braidwood qui les a très-bien décrits dans son ouvrage sur la pyohémie : « Jamais, dit-il, les éruptions pyohémiques ne précèdent les frissons, mais elles peuvent se montrer indépendamment d'eux.

Souvent, après le frisson prémonitoire, il y a de la sécheresse et une augmentation de la température de la surface du corps ; cela dure pendant un temps plus ou moins long, et cet état est suivi par des transpirations abondantes et froides. »

Tels sont, d'après Braidwodd, les symptômes qui précèdent les éruptions pyohémiques.

Si nous comparons ces prodromes propres aux éruptions pyohémiques, avec ceux qui ont précédé les éruptions des malades, dont nous rapportons plus loin les observations nous voyons que les phénomènes précurseurs diffèrent dans l'un et l'autre cas.

Dans aucune de nos observations, en effet, nous ne trouvons les signes des éruptions de l'infection purulente, pas de frisson, de fièvre, de sueurs, etc.

En un mot, chez aucun de nos malades, il n'y a d'infection purulente.

Si leurs éruptions ne peuvent être rapportées à la pyohémie, comment donc s'expliquer leur production ?

A cette question, nous répondrons qu'il est loin d'être sans exemple, de voir des éruptions cutanées chez des malades dont l'état général est grave.

Nous n'en voulons pour preuve que la fréquence des éruptions qu'on rencontre dans le cours du typhus, de la fièvre typhoïde, du croup, etc.

Si dans ces maladies, où l'état général est grave, on trouve des éruptions, pourquoi n'en trouverait-on pas dans l'état général grave, produit par une plaie ?

Cela ne nous paraît pas douteux. Ce qui vient à l'appui de notre manière de voir est ce que l'on a observé chez le malade dont l'histoire fait l'objet de l'observation XI.

Il n'y a point eu dans ce cas de traumatisme, ni de suppuration ayant précédé l'éruption, et l'on ne saurait rapporter l'éruption qu'aux mauvaises conditions dans lesquelles se trouvait le sujet. La manifestation cutanée, en effet, se produit chez ce malade, atteint d'un érysipèle du bras, qui va se transformer en phlegmon, avant même que cette transformation se soit opérée.

Fait qui doit frapper notre attention, c'est qu'il n'y a point eu de troubles généraux malgré l'érysipèle, l'éruption et le phlegmon. Les phénomènes généraux faisant défaut, on ne saurait invoquer comme cause, l'infection purulente.

Il a été plus tard bien facile de constater l'apparition de la pyohémie lorsqu'elle est apparue avec ses signes habituels; mais déjà à ce moment la desquamation de l'éruption était commencée.

C'est encore le fait de cet état général grave, qui seul pourra nous expliquer la production des éruptions que nous allons trouver chez les autres malades qui vont nous occuper.

Ces modifications fâcheuses de l'organisme qui favorisent le développement de certaines éruptions, surviennent sous des influences diverses.

Dans un cas c'est un homme chez lequel a été pratiquée la kélotomie (obs. XII). A la suite de cette opération, le malade est atteint de diarrhée en même temps qu'il se forme un phlegmon des parois abdominales. Le pus stagne dans des clapiers profonds, d'où il ne sort qu'avec difficulté, accusant par sa couleur, son odeur et son mélange avec des gaz, une altération profonde.

C'est dans do telles conditions que se montre l'éruption, qui est évidemment produite par la gravité de l'état général succédant à une suppuration abondante, longue et de mauvais aloi.

D'autres fois, comme c'est le cas chez le malade de l'observation XIII, cet état général est la conséquence de conditions mauvaises d'une autre nature. Cet homme, qui est un rhumatisant, a eu autour d'une plaie insignifiante une poussée d'érythème qui s'est propagée.

Dans ce cas, l'état cachectique développé sous l'influence de cette maladie diathésique, crée une susceptibilité cutanée assez grande pour qu'il se produise ainsi sous des influences légères, des éruptions que rien n'expliquerait autrement.

L'état constitutionnel joue le rôle de cause prédisposante, et cette plaie légère, celui de cause déterminante. Ce qui le prouve c'est que l'éruption débute par la périphérie de la plaie.

L'abondance et la durée de la suppuration, la mauvaise qualité du pus et l'état diathésique ne sont pas les seules conditions pathogéniques qui favorisent le développement des éruptions en altérant le sang.

Nous serions incomplet si, à ces différentes causes, nous n'ajoutions les mauvaises conditions hygiéniques, telles que l'alimentation insuffisante, le défaut de propreté, l'encombrement, les pansements mal faits, enfin et surtout, les impressions morales pénibles, la démoralisation, l'abattement, la peur, etc.

Il nous reste maintenant à parler d'une dernière cause des éruptions par altération sanguine non pyohémiques. C'est l'accouchement.

L'accouchemnt est, en effet, un traumatisme accompagné de plaie, de suppuration, etc.

Nous trouvons dans la thèse de M. Guéniot, cinq observations d'éruptions consécutives aux couches.

M, Guéniot appelle les éruptions des scarlatinoïdes puerpérales.

Cette dénomination nous paraît donner de la cause et de la nature de ces éruptions une idée fausse.

Les cas rapportés par M. Guéniot, ne sont point des variétés de scarlatine, car ces scarlatinoïdes sont peu ou point fébriles, non contagieuses, non épidémiques.

Que sont ces éruptions si elles ne sont pas des variétés de scarlatine ?

Deux d'entre elles sont, à notre avis, des éruptions pyohémiques, c'est pourquoi nous avons négligé de les rapporter ; elles ont, en effet, été précédées toutes les deux de frissons, de fièvre, de sueurs, et suivies de mort par infection purulente.

Quant aux trois autres, que nous rapportons plus loin, ce sont croyons-nous, des éruptions par altération sanguine, mais sans pyohémie.

Dans aucun de ces trois cas les malades n'ont eu de mouvement fébrile, de frissons, de sueurs, etc., partant pas de pyohémie.

Nous regrettons de ne pouvoir partager l'avis de M. Guéniot, dont la science et l'autorité sont si parfaitement connues. Si nous osons différer avec lui d'opinion, c'est qu'il ne nous semble pas conforme à l'interprétation des faits, de confondre dans un même groupe des éruptions si différentes au point de vue pathogénique.

Observation XII (publiée dans Arch. gén. de méd., déc. 1874, p. 749).

Erysipèle phlegmoneux du membre supérieur. — Pyohémie. Eruption scarlatiniforme généralisée. (Recueillie par M. Sainte-Marie, interne de service).

Bar Ferdinand, commissionnaire, 48 ans, entre à Saint-Antoine le 20 septembre 1874, pour un gonflement ayant débuté par la main, huit jours auparavant, et s'était propagé en devenant douloureux à tout le membre droit.

Aucune piqûre à la main, ni céphalalgie, ni vomissements, ni fièvre; pas d'antécédents syphilitiques, pas d'éruptions antérieures. Le malade passe en chirurgie chez M. Duplay le lendemain de son entrée. On diagnostique un érysipèle, il y a un bourrelet saillant délimitant nettement au niveau du deltoïde, le gonflement œdémateux diffus du membre.

La peau est rouge, chaude, tendue, et présente par places de larges phlyctènes qui laissent échapper un liquide roussâtre.

23 septembre. La peau conserve sa rougeur érysipélateuse, mais le gonflement et l'œdème se limite supérieurement, tandis que la peau de la face dorsale de la main prend une teinte violacée, et qu'apparait l'empâtement profond caractéristique du phlegmon diffus. Toutefois il n'y a pourtant pas de réaction générale T. et P. normaux. Léger subdélirium la nuit où l'érysipèle s'est transformé en phlegmon. Anéantissement, assoupissement depuis l'entrée du malade.

Le 24. L'empâtement est manifeste et deux incisions son pratiquées l'une sur la face dorsale de la main, l'autre à l'avantbras. Pus de bonne nature.

Le 26. Trois nouvelles incisions : deux face dorsale, avantbras, une partie inféro-postérieure du bras.

Pendant que le phlegmon diffus se produisait et le jour même où il venait compliquer l'érysipèle simple du début, apparaissait sur la peau une éruption de nature toute spéciale.

Cette éruption avait commencé le 23 septembre et dès le lendemain elle avait acquis grande extension. Voilà les caractères de l'exanthème le 24. Ce sont des taches rouges, légèrement saillantes, présentant des dimensions variables, la majorité a l'étendue d'une pièce de 50 centimes.

A la périphérie, la plaque est très-légèrement rosée et se termine par une sorte de bourrelet qui rappelle en miniature celui des plaques d'érysipèle. Cette comparaison est surtout frappante dans les points, car un grand nombre de plaques sont confluentes.

Au voisinage du point central il existe une zone plus rouge, plus foncée, tout à fait au centre enfin, se présente un point blanchâtre, quelquefois très-légèrement saillant, qui donne à l'éruption, dans certaines régions, un aspect boutonneux. Pour avoir des exemples de plaques telles qu'elles viennent d'être dé-crites, il faut prendre les taches isolées. Or, ce n'est pas là le cas le plus fréquent. Presque partout les plaques sont confluen-tes, et cela, suivant deux modes de fusion.

Dans une première variété, les zones périphériques seules se confondent. Il existe alors de légères plaques dans lesquelles on peut encore aisément reconnaître la tache primitive, puisque sa zone rouge et son point central blanchâtre restent encore isolés et distincts. Dans une seconde variété, au contraire, la con-fluence est absolument complète, ce sont les zones rouges qui s'unissent les unes aux autres et qui constituent de vastes pla-ques rouges, étendues sur des régions tout entières et dans lesquelles se distingue un piqueté blanchâtre irrégulièrement disposé, qui d'ailleurs subit à son tour une desquamation ma-nifeste.

Ce sont ces dernières plaques rouges très-étendues qui rappel-lent à s'y méprendre la plaque d'érysipèle; elles en ont la cou-leur, la consistance œdémateuse et le bourrelet saillant de la pé-riphérie.

Les trois caractères communs à toutes les plaques, qu'elles soient isolées ou confluentes, sont donc : l'œdème, la rougeur et la papule blanchâtre.

Ces lésions élémentaires apparaissent successivement dans la plaque en allant de la périphérie vers le centre. Il semble aussi qu'elles apparaissent successivement suivant l'ancienneté de chaque plaque. C'est le soulèvement de la peau qui marque la première période de ce dont la rougeur sera un degré plus avancé et la papule ou plutôt la desquamation le terme ultime. A ces trois époques répond un aspect spécial de la plaque aussi ressemble-t-elle au début à une plaque d'urticaire, un peu plus tard, à une plaque d'érysipèle, et plus tard encore à l'éruption scarlatineuse. Ce dernier aspect est tellement prononcé qu'en voyant le malade pour la première fois à l'époque la plus avan-cée de l'éruption on se serait demandé si ce n'était pas une troisième période de scarlatine que l'on observait.

Pour connaître le caractère de chacune des lésions dont l'en-semble constituait la plaque, il suffira de dire que le soulèvement de la peau s'effaçait sous le doigt ; quant à la papule, elle se détachait sans laisser de trace après elle, l'éruption n'excitait aucune démangeaison, elle était tellement indolore que le malade l'aurait laissé passer inaperçue.

Jusqu'à présent on n'a étudié que les plaques en elles-mêmes et suivant leurs différents âges ; reste à connaître leur mode de répartition.

Or les plaques isolées occupent les parois thoracique et abdominale antérieure, les plaques confluentes de la première catégorie s'étendent sur les régions inguino-crurales, d'où elles se propagent à la face interne des cuisses; on en observe également à la racine des membres supérieurs gauche. Les plaques rouges confluentes de la deuxième catégorie s'étendent sur les régions des fesses, de la nuque, du dos et des lombes sans la moindre interruption, de sorte que si l'on fait tourner le malade sur le côté, on peut se figurer que dans le décubitus dorsal qui est sa position habituelle, il baigne dans une vaste nappe de vermillon.

On observe encore de ces dernières plaques sur le scrotum et la verge. Le 8 septembre l'éruption de la face postérieure du tronc a perdu sa coloration rouge vif, elle est plus sombre et devient comme cuivrée. Sur les cuisses, les plaques sont devenues confluentes au même degré que sur les fesses. Les nouvelles plaques saillantes apparaissent sur le tronc, la face, le bras et l'avant-bras gauche.

La suppuration du bras droit est abondante, cependant des lambeaux de tissu cellulaire sphacélé se détachent avec peine. On pratique deux nouvelles incisions, une sur la face antérieure de l'avant-bras, l'autre sur la face antérieure du biceps. La T. est toujours normale 87°, P. 92, les urines ne contiennent pas d'albumine. Bains de bras. Pot. alcool.

Le 29. L'éruption ne s'étend plus, elle prend une coloration sombre, T. 37°5. Dans la journée le malade a un frisson, la face devient rouge, T. du soir 39°, P. 120. Sulf. quin.

Le 30. T. 37°8, P. 120.

Le 1er octobre. T· 37°4, la teinte de l'éruption est uniforme. La peau se vide, se plisse transversalement d'une façon très-régulière sur la paroi thoracique. Un peu de diarrhée. Pil. tannin, lavem. ratanhia.

Le 2. Desquamation squameuse très-accentuée de la face. Partout ailleurs c'est plutôt une desquamation furfuracée. On constate un œdème des jambes très-prononcé.

Le 3. La desquamation continue. Larges écailles épidermi-

ques sur le front, poussière sur le tronc. Suppur. continue, dé-
collements considérables.

Le 4. Nouveau frisson moins intense. T. 39°9, P. 124. Sulf.
quin.

Le 5. La tuméfaction du bras droit s'est affaissée, la suppuration semble complètement tarie, la plaie ne bourgeonne plus et
a un aspect saumoné tout particulier. Râles, sous crépitants à
droite. T. 38°.

Le 6. Pas de souffle. T. 40.

Le 7. 39°2, Sphacèle de la main et du bras, le malade meurt
dans la nuit du 8 au 9. On ne peut faire l'autopsie.

OBSERVATION XIII (publiée dans Arch. gén. méd., juillet 1874, p. 88).

Hernie inguinale droite étranglée par un sac épiploïque. — Réduction en
masse. — Persistance des signes de l'étranglement. — Opération. —
Phlegmon de la porei abdominale consécutive. (Observation recueillie par
M. Maunoir, interne de service.)

Charles B...., âgé de 30 ans, forte constitution, entré le 18 mars
1874, salle Saint-Barnabé, n°26, service de M. Duplay.

La kélotomie est faite le 19 mars.

21. L'épiploon commence à s'enflammer et à se gonfler. Il fait
hernie entre les lèvres de la plaie. Les jours suivants, la seule
chose qu'il y ait à noter c'est le gonflement considérable de l'é-
piploon, qui est étranglé le long du trajet inguinal, et constitue
une masse rouge enflammée, grosse comme les deux poings. La
température varie du matin au soir entre 38°4 et 39°6.

30. Diarrhée. En examinant la plaie, qui jusque-là avait sup-
puré franchement, on constate qu'en pressant sur la moitié laté-
rale gauche de la paroi abdominale on fait refluer du pus de
couleur chocolat, et mêlé de gaz qui ne se fait que très-diffici-
lement jour par la plaie. Il s'est évidemment produit un phlegmon gangréneux profond de la paroi abdominale, dont il faut
rechercher la cause dans le développement énorme de l'épiploon, et l'étranglement des parties qui en résulte.

Une longue incision est pratiquée au-dessus de l'épine iliaque
droite. Ce n'est qu'après avoir sectionné les plans musculaires
qu'on arrive à assurer un écoulement facile au pus.

Pendant plusieurs jours le pus reste de mauvaise nature et
mélangé de gaz. Il faut, par des pressions répétées, vider le
foyer. L'état général est grave, et il survient une éruption bi-

Picaud.   3

zarre de larges macules violacées, isolées en certains points, confluentes à d'autres et situées sur le tronc.

Cet exanthème, plus ou moins analogue à de la roséole, rappelle aussi un peu certaines éruptions qu'on observe parfois dans la pyohémie.

Les jours suivants l'éruption disparaît, le cortége symptomatique disparaît, et le malade peut être considéré comme guéri le 26 mai.

OBSERVATION XIV (due à l'obligeance de mon excellent maitre
M. le professeur Lasègue.)

M. D...., 42 ans. Dispositions rhumatismales, sans rhumatisme articulaire aigu; lumbago se reproduisant fréquemment, ou sous l'influence d'un mouvement forcé ou même spontanément; gastralgie; peau irritable; intertrigo facile aux plis des aines; eczéma ayant déterminé à la langue une fissure avec coarctation de l'extrémité de l'intestin; guérison à la suite de la dilatation forcée, mais persistance de l'eczéma; état demi-ichthyasique de la peau, habituellement sèche, rouge, granuleuse.

M. D.... porte à la région cervicale postérieure un petit lipôme pédiculé, exempt de douleur, mais qui devient incommode par le frottement du col de la cravate; des inflammations sans gravité ont eu lieu à diverses reprises et ont paru contribuer au développement de la tumeur qui n'excède pas le volume d'un gros pois.

Le malade se décide à se faire opérer. L'opération est pratiquée par M. le Dr Duplay; elle se fait dans les conditions les plus favorables, et la cicatrisation semble se faire tout d'abord par première intention. Cependant un point très-limité de l'incision reste béant et devient le siége d'une suppuration insignifiante.

Les meilleurs soins sont pris pour le pansement. Vers le quatrième ou le cinquième jour, le malade se plaint de chaleur, de tension à la nuque; un peu de fièvre; langue saburrale; appétit diminué; la rougeur est vive au pourtour de la plaie; la crainte est qu'il ne se développe un érysipèle. Un traitement antiphlogistique est assidûment employé sans effet utile.

La rougeur s'étend, le malaise général augmente, sans prendre néanmoins des proportions inquiétantes. Les choses durent ainsi pendant quatre jours; au cinquième, la rougeur s'est propagée; elle occupe toute la région cervicale postérieure, et descend jusqu'aux premières vertèbres dorsales; ses limites sont assez nettement dessinées; les bords ne sont pas frangés et ne rappellent pas nettement ceux de l'érysipèle. Il existe un œdème rosé au pourtour.

De jour en jour l'éruption se propage, perdant de plus en plus le caractère érysipélateux; il est facile de tracer d'avance la direction que l'exanthème va prendre.

Aux environs du foyer primitif il est survenu quelques pustules ecthymateuses; nulle part ailleurs on n'en a constaté.

L'éruption marche par plaques de plus en plus étendues; quelques-unes prennent en vingt-quatre heures des dimensions considérables; elles se dispersent sur les épaules, sur les bras, sur le tronc. Au bout de deux ou trois jours la peau se soulève, après avoir présenté sur divers points l'aspect d'une miliaire scarlatineuse. La couleur est cependant moins pourprée, très-variable, rosée ou rouge brique. Plus la rougeur a été intense, plus la desquamation se fait vite. On voit ainsi des lambeaux d'épiderme disséminés et n'ayant pas la continuité de lambeaux épidermiques de la scarlatine Lorsqu'on soulève les plaques demitransparentes, on retrouve au-dessous la peau lisse, douce au toucher, rougeâtre; par places, des îlots d'épidermes non encore soulevés, mais opales.

L'état général s'est amélioré; il est revenu de l'appétit; les urines sont moins foncées; pas de forces; démangeaisons; sensation de brûlure vive; excitation nerveuse, insomnie, ou tout au moins sommeil rompu.

L'éruption envahit ainsi le tronc, et cette extension s'effectue dans l'espace de deux semaines. Après ce laps de temps, la poussée cutanée semble disposée à s'éteindre sur place. A la suite d'une sortie courte sans refroidissement, plus probablement sans cause appréciable, il revient un mouvement fébrile; plus de malaise.

L'affection s'est propagée par la région occipitale au cuir chevelu; elle gagne de là le front et toute la face, avec un œdème insignifiant des paupières, un peu plus de photophobie, de la roideur des mâchoires, de la sécheresse des lèvres. A aucun moment, l'exanthème dégénérant en enanthème ne pénètre dans les fosses nasales, dans la cavité buccale; même aux yeux il ne dépasse pas le bord libre des paupières.

Cette seconde phase, ou plutôt cette seconde localisation, est plus incommode que la première. La démangeaison n'est pas plus vive, mais la gêne apportée aux mouvements de la face inquiète le malade qui ne peut se défendre de la crainte d'une affection érysipélateuse, et qui d'ailleurs est tourmenté par les préoccupations évidentes de sa famille.

L'éruption qui occupe le siége habituel de l'érysipèle de la face pâlit après deux semaines ; la desquamation est furfuracée plutôt que par plaques.

Presque aussitôt l'exanthème reparaît avec un surcroît d'acuité sur les membres inférieurs, gagnant des fesses aux pieds, par un progrès assez rapide. L'évolution est identiquement la même que par le tronc ; même redoublement de fièvre, même rougeur d'intensité, même desquamation par lambeaux.

Cette fois il ne survient ni fièvre, ni malaise générale. Il faut dire que le malade, rassuré par la terminaison favorable de l'éruption de la face, accepte patiemment cette localisation qu'il considère comme devant clore la maladie.

Le troisième stase dure, à peu de chose près, le même temps que les précédentes.

La desquamation par petites squames continue pendant plus d'un mois. Elle cesse à la suite de l'administration de quelques bains, addition de 30 à 40 grammes de sulfate de zinc, et plus tard de sulfate de cuivre.

L'affection cutanée a duré en somme deux mois pleins, avant qu'on puisse affirmer la convalescence.

Il s'écoule trois mois avant la parfaite guérison. Le pourtour de la plaie de la nuque reste encore induré, légèrement sensible à la pression. Les forces reviennent assez lentement; mais il convient de noter que la maladie avait suivi son cours pendant le siége de Paris, et que l'alimentation insuffisante, les préoccupations de tout ordre entravaient la réparation.

Depuis l'année 1870-71, il n'est survenu aucune manifestation cutanée. L'eczéma anal a plutôt diminué qu'augmenté. Il n'est pas même resté de sensations incommodes de la peau, ou de dispositions à la démangeaison.

OBSERVATION XV (Thèse de Guéniot).

Accouchement normal le 5 juin 1861. — Six jours après, le 11 juin, sentiment de froid dans les jambes peu prolongé. Le soir, léger mouvement fébrile. Epistaxis la nuit, prurit et hyperesthésie la nuit de quelques régions cutanées.

Le 12. Eruption au bras et à l'avant-bras gauche de petites taches rouges formant un pointillé.

Le soir, cet exanthème est parsemé d'un grand nombre de petites saillies, les unes vésiculeuses, les autres pustuleuses.

Même éruption sur l'abdomen, la face interne et antérieure de la cuisse, le creux poplité (moins confluentes). quelques rares taches aux seins et au cou.

P. 64. L'éruption du membre supérieur gauche forme une plaque rouge foncé, saillante, rappelant l'érysipèle et sur laquelle les vésicules sont passées à l'état de pustules.

Le 13. Même état général. P. 68: Eruption comme la veille.

Le 14. Etat général bon. P. 60. L'éruption a pâli dans tous les points excepté à l'avant-bras gauche; mais les vésico-pustules ont disparu. L'éruption palatine existe cependant.

Le 15. P. 62. Etat général excellent; la desquamation commence.

Le mieux continue et la malade est guérie le 21.

Femme atteinte de plaques muqueuses, chez laquelle on voit quatre jours après l'accouchement une miliaire confluente occupant le ventre, le tronc, la face interne et supérieure des cuisses. Ce sont des vésico-pustules reposant sur un fond éry-thémateux foncé.

Le huitième jours la desquamation commence. Le pouls n'a jamais dépassé 102. Pas de frisson. Le quinzième jour la guérison était complète.

Femme accouchant heureusement et à terme le 30 décembre 1861. Le 4 janvier on voit sur le tronc une éruption légère constituée par une rougeur faible diffuse mêlée de quelques taches violacées. Pas de fièvre.

Le 5. Mêmes symptômes.

Le 6. L'éruption qui semblait indécise est bien accusée. Poitrine et cuisses. — Aspect franchement scarlatineux.

Le 7. Léger mouvement fébrile. Lochies fétides.

Le 8. L'éruption a pâli. Etat général très-bon.

Le 8. L'éruption pâlit encore

La malade sort le 16 en très-bon état.

CONCLUSION.

En nous appuyant sur les différents faits dont nous rapportons les observations, nous nous croyons autorisé à admettre :

A. Qu'il existe des éruptions consécutives aux différentes lésions traumatiques, de quelque manière qu'elles se produisent.

B. Que toutes ces éruptions ne relèvent pas directement du traumatisme ; quelques-unes tiennent surtout au siége de la plaie ; d'autres à la constitution congénitale ou acquise du blessé.

C. Que toutes ces éruptions ne sont pas de la même forme et qu'on pourrait les diviser de la façon suivante, tant au point de vue de leurs causes qu'à celui de leurs symptômes et de leur pronostic :

1° Eruptions qui sont sous la dépendance d'altérations directes du système nerveux (éruptions vésiculeuses ou bulbeuses, rarement pustuleuses, se montrant à la périphérie d'un nerf ou au voisinage de la plaie);

2° Eruptions qui se produisent tantôt par l'intermédiaire du système nerveux au moyen d'une action reflexe, tantôt par une altération au sang (herpès à distance, urticaire, roséole se montrant dans n'importe quelle région cutanée);

3° Eruptions qui sont toujours dues à une altération du sang, mais sans pyohémie ;

4° Eruptions avec altération du sang due à la pyohémie.

Les éruptions cutanées dont nous avons essayé d'établir l'existence et d'indiquer les causes, s'annoncent par une série de symptômes qui sont bien différents suivant que l'éruption est sous la dépendance de troubles du systè.ne nerveux ou d'une altération du sang.

Nous allons examiner dans un premier paragraphe les signes des éruptions qui relèvent de la première de ces deux causes ; nous nous occuperons ensuite des éruptions par altération sanguine.

Peut-être serait-il plus logique de passer en revue chaque éruption en particulier ; mais nous craindrions en procédant ainsi de nous exposer à de nombreuses redites.

I. — Les éruptions traumatiques qui sont dues à une lésion nerveuse directe ou indirecte ont des symptômes propres à chacune d'elles, et des symptômes communs.

Les caractères propres aux manifestations cutanées qui rentrent dans cette première classe sont surtout tirés de la marche et du siége de ces éruptions.

En effet, ainsi que nous l'avons pu voir dans les différentes observations qui précèdent, les éruptions qui sont causées par une lésion directe d'un nerf ne se montrent en général qu'assez longtemps après le traumatisme. On ne les rencontre qu'après deux ou plusieurs semaines ; quelquefois même qu'après des mois.

Les éruptions par action réflexe, telles que l'herpès à distance et l'urticaire, apparaissent bien plus vite. Rarement l'herpès à distance se montre après une ou deux semaines.

L'urticaire fait une apparition bien plus rapide, puisque d'après les quatorze cas contenus dans la thèse de mon ami le Dr Feytaud elle ne se montre pas après le troisième jour. La plupart du temps, en effet, cet exanthème fait son apparition de cinq ou dix minutes à trois ou quatre heures après le traumatisme.

En résumé, les éruptions par action réflexe pourraient être appelées primitives par opposition avec les éruptions par lésions nerveuses directes qu'on pourrait appeler secondaires.

La disposition et le siége de l'éruption fournissent aussi des données qui ne sont pas sans valeur.

Noús voyons, en effet, dans les cas où la plaie intéresse un nerf, l'éruption siéger dans des endroits toujours bien limités, comme la périphérie de la plaie ou le trajet du nerf.

Dans les éruptions par action réflexe au contraire, on voit les vésicules ou les papules se montrer dans n'importe quelle région cutanée.

C'est, je crois, tout ce que l'on peut dire sur les caractères différentiels des deux groupes d'éruptions.

Il faut cependant remarquer que c'est surtout à la suite de piqûres ou de traumatismes souvent très-légers que se montre l'urticaire, tandis que les autres éruptions sont presque toujours le résultat de chocs ou de blessures assez considérables.

De plus, on ne rencontre pas dans l'urticaire les phénomènes douloureux et les altérations de la membrane granuleuse propres aux herpès.

Il n'y a pas en effet de névralgie dans l'urticaire dont la seule manifestation douloureuse est la démangeaison.

Ces réserves étant faites, nous allons nous occuper maintenant des caractères communs à toutes ces affections cutanées dont la cause réside dans le système nerveux.

Rarement ces éruptions apparaissent sans être précédées de prodromes; l'urticaire et les éruptions de roséole font souvent exception et surviennent sans avoir été précédés par aucun signe.

Le plus souvent on voit après un temps plus ou moins long suivant les cas, le blessé être pris d'un mouvement fébrile d'intensité variable.

Quand la fièvre arrive peu de temps après le traumatisme, comme dans l'urticaire ou l'herpès à distance, on pourrait croire à une fièvre traumatique ou bien à un commencement de pyohémie, si on ne tenait compte des modifications de la membrane granuleuse dont nous parlerons dans un instant. La même confusion a dû être faite souvent pour les éruptions tardives comme celles de l'herpès de voisinage et de l'herpès périphérique.

En même temps que la fièvre s'allume il se produit des troubles du côté des différents symptômes. Nous ferons remarquer toutefois que dans quelques cas le mouvement fébrile peut faire défaut; ou qu'au lieu d'être le premier signe de l'éruption il ne fait que la précéder immédiatement, et clôt pour ainsi dire la série des signes prodromiques.

Du côté du tube digestif il y a de l'inappétence, de l'anorexie ; la langue est blanche et sale comme dans l'embarras gastrique. Dans certains cas on a pu observer des vomissements et des constrictions épigastriques très-pénibles.

A côté de ces troubles digestifs il faut en placer de bien autrement importants. Ce sont les troubles nerveux. Sans parler de l'excitation et du délire qui sont relativement rares, on constate presque toujours des névralgies plus ou moins violentes et étendues. Le siége de ces névralgies est souvent sans importance, car elles se montrent parfois loin de la plaie et dans des parties qui ne seront pas occupées par l'éruption.

D'autres fois au lieu de ces névralgies ou bien en même temps qu'elles, on voit survenir les troubles nerveux les plus variés, tels que les contractures, les spasmes, les tremblements involontaires, les tressaillements musculaires, les soubresauts des tendons, etc.

Du côté de la plaie il y a aussi des signes d'une grande valeur.

Toute la plaie est souvent le siége d'une hyperesthésie marquée ; ce sont des douleurs très-vives, lancinantes, continuelles, ou se montrant seulement par intervalles. Cette hyperesthésie est parfois tellement vive que le malade ne peut même supporter le contact des plus légères piéces de pansement. Dans certains cas l'hyperesthésie est augmentée par le froid et l'immersion dans l'eau de la partie blessée, tandis que dans d'autres, c'est au contraire la chaleur qui augmente les sensations douloureuses et le froid qui les calme.

Les différents phénomènes que nous venons de passer

en revue ne sont pas les seuls qui attirent l'attention dans un examen même superficiel.

Il y a, en effet, d'autres modifications non moins intéressantes de la membrane granuleuse.

Certains bourgeons charnus sont fortement hyperémiés, augmentés de volume et font saillie sur des bourgeons voisins qui ont conservé leur grosseur normale.

On peut voir aussi à côté de ces bourgeone charnus hyperémiés des ulcérations taillées à pic, comme à l'emporte-pièce.

Enfin arrivons aux deux signes de la plus haute importance : les taches ecchymotiques et les plaques pseudo-membraneuses.

Très-souvent la membrane granuleuse offre une coloration d'un rouge violacé ou bleuâtre ; cette coloration est due à des ecchymoses dans l'épaisseur même de la membrane. La présence de ces taches ecchymotiques est tellement caractéristique, que grâce à elles, M. Verneuil a pu diagnostiquer d'avance une éruption herpétique.

Quelquefois la rougeur n'est pas limitée aux bourgeons charnus ; et on peut alors remarquer à la périphérie de la plaie, une rougeur violacée et un gonflement particulier qui donnent à la partie malade un aspect luisant sur lequel Weir Mitchell a déjà appelé l'attention. « La peau est, dit-il, d'un rouge vif ou marbrée de taches rouges et blanches ; sa surface est luisante partout et comme recouverte d'une couche de vernis. » Cet aspect luisant de la peau précède surtout, ainsi que Weir Mitchell en cite les exemples, les éruptions eczémateuses.

Nous avons vu, du reste, un cas où le gonflement et la rougeur étaient considérables et occupaient tout l'avant-bras dans notre obs. IV.

Les pseudo-membranes que l'on rencontre sur la membrane granuleuse sont des plaques plus ou moins larges, blanches et adhérentes, formées par une exsu-dation assez épaisse.

Entre tous ces points si diversement altérés on peut trouver des espaces assez étendus où la membrane gra-nuleuse a conservé sa teinte normale.

Les pseudo-membranes dont nous venons de parler donnent à la plaie un aspect diphthéritique; et nous croyons avec M. Verneuil que ce que Robert a décrit sur le nom de *diphthérite des plaies* n'est autre chose que cette manifestation locale de l'herpès. Dans ses des-criptions, en effet, on retrouve tout ce qui caractérise les altérations herpétiques de la membrane granu-leuse.

A tous les signes prodromiques il convient d'ajouter la suppression ou la diminution de la suppuration.

La plupart de ces symptômes du début durent plus ou moins longtemps, suivant les cas; mais quand apparaissent les tâches ecchymotiques et les plaques blanches d'exsudation, on peut être con-vaincu que l'éruption ne tardera pas à se montrer.

Elle apparaît en effet entre douze et quarante-huit heures après ces deux signes.

Une fois l'éruption née, elle évolue, quel que soit son siége, de la même manière qu'une éruption idiopathique. Les vésicules d'herpès deviennent louches, se dessè-chent, etc. L'urticaire conserve également la bizarrerie habituelle de son allure.

Quelquefois, dès que l'éruption paraît, tous les symptômes du début disparaissent et la plaie reprend un bon aspect. D'autres fois les prodromes persistent plus longtemps et ne commencent à s'amender que lorsque les vésicules vont sécher. Les névralgies durent, dans quelques cas, même après la disparition complète des vésicules.

Le plus souvent, une fois que l'éruption est guérie, tout est fini ; elle peut cependant ne s'effacer que temporairement et revenir tous les huit ou quinze jours pendant un temps assez long.

L'herpès, ainsi que nous en avons signalé un cas, peut coïncider avec un érysipèle, et le développement simultané de ces deux éruptions, fait ressembler l'érysipèle à la variété connue sous le nom de phlycténoïde. On peut même se demander si bien des cas d'érysipèle dit phlycténoïde sont autre chose que des éruptions concomitantes d'herpès et d'érysipèle.

Pendant les poussées d'urticaire, les muqueuses sont quelquefois prises.

Généralement, toutes ces éruptions se terminent bien ; la plaie se remet à bourgeonner ; la suppuration se rétablit et le malade marche vers la guérison rapidement.

C'est assez dire que dans la majorité des cas, le pronostic est sans la moindre gravité.

Les rares exceptions qu'on peut rencontrer sont fournies principalement par les éruptions bulleuses qui peuvent être suivies par des ulcérations.

Ces ulcérations qui durent parfois très-longtemps peuvent disparaître d'un côté pour se montrer à nouveau d'un autre.

C'est la persistance de la lésion nerveuse qui rend compte de la ténacité si grande de quelques-unes de ces ulcérations et des autres troubles trophiques qui les accompagnent, tels que l'accroissement des ongles, les ulcérations de leur matrice, etc.

II. — Examinons maintenant les symptômes propres aux éruptions qui sont produites par une altération sanguine.

Au point de vue de la nature de l'éruption, toutes ou à peu près toutes ces manifestations cutanées du traumatisme ont les mêmes caractères. Presque toujours, en effet, ce sont des éruptions scarlatiniformes, qu'il y ait ou qu'il n'y ait pas pyohémie.

Dans presque tous les cas, l'éruption commence par une rougeur érythémateuse au pourtour de la plaie, et se propage ensuite plus ou moins rapidement. Elle peut même devenir générale.

Souvent en même temps que des papules on trouve des sudaminas, des vésicules, des pustules, voire même des phlyctènes.

Jusqu'à présent, tout ce que nous venons de dire peut s'appliquer à toutes les éruptions par altération sanguine; voyons les symptômes qui nous permettront de les distinguer les unes des autres.

Les éruptions non pyohémiques se montrent assez rapidement sans aucun signe précurseur.

Jamais, ainsi que nous l'avons déjà vu, elles ne sont précédées de frissons, de sueurs, etc.

Il n'y a, ni avant leur apparition, ni pendant qu'elles évoluent, de mouvement fébrile qui mérite d'être pris en considération.

C'est à peine si dans quelques cas on trouve une élévation de température de 1 degré ou une sensation de froid très-limitée à quelque partie du corps.

La marche et la terminaison de ces éruptions non pyohémiques n'ont rien de particulier la plupart du temps ; presque toujours, en effet, le malade guérit.

Quelquefois cependant, ainsi que nous l'avons vu dans notre obs. XI, une infection purulente peut se développer alors que l'éruption pâlit et emporter le malade.

Les éruptions franchement pyohémiques ne se montrent jamais sans avoir été précédées d'un frisson bien caractérisé.

Toujours aussi, elles sont précédées par un mouvement fébrile assez intense et prolongé, en un mot par tous les signes de l'infection purulente. La suppuration est supprimée ou diminuée contrairement à ce qui arrive dans les éruptions non pyohémiques.

Grâce aux différents signes qui précèdent, on peut se convaincre de la gravité de ces éruptions dites pyohémiques. Elles sont en effet l'indice du plus terrible des accidents que les blessés aient à redouter, l'infection purulente.

INDEX BIBLIOGRAPHIQUE.

Verneuil. — De l'herpès traumatique. (Comptes-rendus et Mém.
de la Société de biologie, t. V de la 5e série, année 1873.)

Weir Mitchell. — (Trad. fr. par Dastre.) Paris, 1874.

Verneuil. — Eruptions pyohémiques. (Gaz. hebd., 13 nov.
1868.)

Peter Murray Braidwood. — De la pyohémie. (Trad. Edw
Alling.) Paris, 1870.

Robert. — Diphthérie des plaies. (Bullet. de thér., 1847.)

Guéniot. — Th. de Paris, 1852.

Mougeot. — Th. de Paris, 1867.

Couyba. — Th. de Paris, 1871.

A. Hybord. — Th. de Paris, 1872.

Hayem. — (Archives de physiologie, 1873.)

Charcot. — (Journal de physiologie, 1859, p. 108.)

Raynaud. — Th. de Paris, 1863, p. 156.

—   (Dict. de méd. et de chir. prat., art. Erysipèle,
t. XIV, p. 79.)

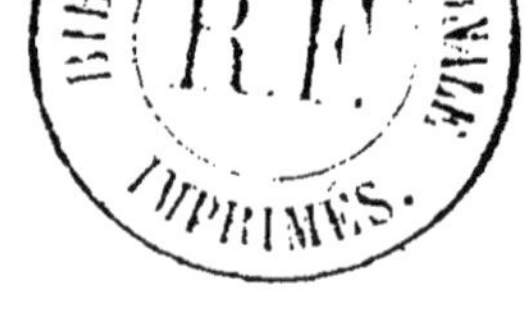

Paris. A. Parent, imprimeur de la Faculté de Médecine. rue Mr-le-Prince. 31.